BEI GRIN MACHT SICH IHR WISSEN BEZAHLT

- Wir veröffentlichen Ihre Hausarbeit, Bachelor- und Masterarbeit

- Ihr eigenes eBook und Buch - weltweit in allen wichtigen Shops

- Verdienen Sie an jedem Verkauf

Jetzt bei www.GRIN.com hochladen und kostenlos publizieren

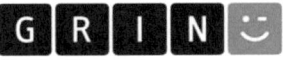

Digitale Transformation in der Medizin. Integration von telemedizinischen Anwendungen

Diana Yalda

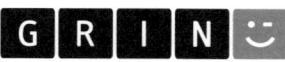

Bibliografische Information der Deutschen Nationalbibliothek:

Die Deutsche Nationalbibliothek verzeichnet diese Publikation in der Deutschen Nationalbibliografie; detaillierte bibliografische Daten sind im Internet über http://dnb.d-nb.de abrufbar.

ISBN: 9783346880772
Dieses Buch ist auch als E-Book erhältlich.

Hausarbeit

„Aktuelle Themen im Health Care Management"

Ist die Digitale Transformation von heute die Erleichterung für morgen?

Hochschule Niederrhein

Fachbereich Gesundheitswesen

Health Care Management Vollzeit (Bachelor)

Wintersemester 2022/2023

Kurzusammenfassung

Die Digitalisierung ist in den letzten Jahren immer mehr durch neue digitale Technologien und Innovationen in den Vordergrund gerückt und hat sich in fast allen Lebensbereichen des Menschen etabliert.

Auch das Gesundheitswesen konnte den digitalen Wandel nicht umgehen und wurde, besonders durch die Coronapandemie im Jahr 2020, angetrieben.

Angesichts der immer wachsenden Lebenserwartung des Menschen, trägt das Gesundheitswesen eine hohe Verantwortung für die Gewährleistung einer ausreichenden Behandlungs- und Versorgungsqualität des Menschen.

Die Telemedizin stellt sich in diesem Sinne als eine Alternative für die Bewältigung zukünftiger Herausforderungen des Gesundheitswesens und Chancen zur Erhöhung der Behandlungsqualität und der Sicherstellung der Patientensicherheit. Über räumliche und zeitliche Distanz hinweg, können telemedizinische Anwendungen zum Einsatz von Monitoring, Diagnostik und Therapie eingesetzt werden.

In diesem Zusammenhang spielen Faktoren wie, die Interoperabilität der IT-Systeme, Gewährleistung des Datensicherheit, Sicherstellung des Datenschutzes, Verfügbarkeit einer immer vorhandenen technischen Infrastruktur und die Finanzierungfrage von telemedizinischen Anwendungen.

Was die Etablierung der telemedizinischen Anwendungen im deutschen Gesundheitswesen aufhält und welche Chancen die Integration der Telemedizin verspricht, werden in der folgenden Arbeit analysiert und erläutert.

Inhaltsverzeichnis

I. Tabellenverzeichnis

II. Abkürzungsverzeichnis

ADHS: Aufmerksamkeitsdefizit-Hyperaktivitätsstörung

BAS: Bundesamt für Soziale Sicherung

BMG: Bundesministerium für Gesundheit

EBM: Einheitliche Bewertungsmaßstab

E-Health-Gesetz: Gesetz für sichere digitale Kommunikation und Anwendungen im Gesundheitswesen

EMRAM: Siehe Electronic Medical Electronic Medical Record Adoption Model

KHZG: Krankenhauszukunftsgesetz

1   Einleitung

Die industrielle Revolution im 21. Jahrhundert schreitet stetig voran und die Digitalisierung ist in der heutigen Zeit kaum noch wegzudenken. Nahezu alle Bereiche des Lebens wandeln sich von analogen Technologien in digital vernetzte Strukturen. Aus diesem Grund kann man die Digitalisierung nicht mehr umgehen und wird auch in Zukunft ein fortwährender Begleiter des Menschen und ein Bestandteil von Arbeits- und Unternehmensprozesse sein.

Ähnlich sieht es im Bereich des Gesundheitswesens aus, das sich aktuell in einem stetig wachsenden digitalen Transformationsprozess befindet.

In diesem Kontext fällt wiederholt der Begriff der „Industrie 4.0" (Landrock & Gadatsch, 2018, S. 2), welche im genannten Zusammenhang, die zunehmende Vernetzung der Informations- und Kommunikationstechnologien durch beispielsweise telemedizinische Anwendungen bedeutet und eine Verbesserung der Versorgung und Behandlung von Patien:innen verspricht.

Darüber hinaus bietet sich ein Mehrwert durch den Einsatz digitaler Medien im Gesundheitswesen sowohl aus Seitens der Leistungserbringer, als auch der der Patien:innen an.

Vor allem wird dem Gesundheitswesen, angesichts der immer steigernden Lebenserwartung des Menschen, eine große Verantwortung zugetragen, weswegen es umso wichtiger ist, bei potenziellen Herausforderungen gut ausgerüstet zu sein.

Es stellt sich nun die Frage, welche Impulse die Digitalisierung im Gesundheitswesen vorantreiben und inwiefern das deutsche Gesundheitswesen mit telemedizinischen Anwendungen ausgestattet ist. Darüber hinaus wird über die Frage diskutiert, welche Einflüsse die Integration von telemedizinischen Anwendungen auf das Gesundheitswesen haben. Dazu werden mögliche Hürden und Chancen der Integration telemedizinischen Anwendungen erläutert und die Ergebnisse folgend diskutiert. Anschließend wird im Hinblick auf die Fragestellung ein allgemeines Fazit gezogen.

2   Methode

Für die Bearbeitung der vorliegenden Arbeit, wurden einerseits zahlreiche Literaturen bereitgestellt, andererseits wurde die digitale Datenbank der Hochschule Niederrhein genutzt, um mit weiteren Literaturen arbeiten zu können. Dabei wurde insbesondere auf die Springer Datenbank und Google Scholar als eine zusätzliche Suchmaschine zurückgegriffen. Mit Schlüsselbegriffen wie „Digitale Transformation Gesundheitswesen", „Telemedizinische Chancen und Herausforderung Digitalisierung Gesundheitswesen", „Digitalisierungsgrad Krankenhaus", oder „Digitalisierungsstrategie Gesundheitswesen", wurde die hierfür benötigten Informationen rausgesucht und bearbeitet. Außerdem wurde bereits vorhandenes Wissen von diversen Lehr-veranstaltungen ergänzend in der Arbeit integriert.

3   Impulse für die digitale Transformation im Gesundheitswesen

Das am 29. Dezember 2015 vom Bundesministerium für Gesundheit (BMG) in Kraft getretene „Gesetz für sichere digitale Kommunikation und Anwendungen im Gesundheitswesen "(E-Health-Gesetz), hat ein weitreichendes Konzept entwickelt, um die Telematik Infrastruktur mit hohen Sicherheitsstandards in einem rechtlichen Rahmen auszubauen. (Matusiewicz et al., 2017, S. 5)

Darunter fallen Schwerpunkte wie die Einführung und tatsächliche Nutzung medizinischer An-wendungen, der Ausbau einer sicheren Telematikinfrastruktur, Interoperabilität der verschie-denen IT-Systeme im Gesundheitswesen und die Förderung telemedizinischen Leistungen wie beispielsweise Videosprechstunden. (E-Health-Gesetz, 2022)

Aber auch das Krankenhauszukunftsgesetz (KHZG) vom Bundesamt für Soziale Sicherung (BAS), dass im Oktober 2022 etabliert wurde, soll den stationären Sektor in Deutschland mit Modernisierungs- und Digitalisierungsmaßnahmen mit Hilfe von Fördermittel staatlich unter-stützt werden. Unter den elf Fördertatbeständen steht die Verbesserung der Notfallkapazität, IT- Sicherheit und der Ausbau der Informationssicherheit in Krankenhäuser im Vordergrund. (KHZG, 2022)

Ein weiterer Impuls sind die Versicherungsunternehmen, die immer öfter dazu übergreifen, die Leistungen und Kosten der telemedizinischen Anwendungen zu erstatten und werden als „sinn-volle Kooperationspartner bei der Weiterentwicklung des telemedizinischen Angebotes in Deutschland gesehen" (Christiansen, 2017, S. 448)

4   Stand der Nutzung digitaler Medien im ambulanten und stationären Sektor

Der Status quo in deutschen Gesundheitssektoren bezüglich der digitalisierten Ausstattung und Nutzung digitaler Medien und Angebote ist in Deutschland, im Vergleich der restlichen Euro-päischen Nachbarsstaaten, weitaus geringer als eigentlich empfehlenswert. (Christiansen, 2017, S. 448) Da sich die Gesellschaft und ihre Technologien immer weiterentwickelt und sich zu-nehmend digitalisiert, wird dem Gesundheitswesen eine hohe Bedeutung zugeschrieben, um „den zukünftigen Herausforderungen des Gesundheitswesens erfolgreich zu begegnen." (Christiansen, 2017, S. 448)

Aus dem Electronic Medical Record Adoption Model (EMRAM), lässt sich aus der gegebenen Tabelle 1 ein achtstufiges Digitalisierungsgrad für Krankenhäuser ableiten. Je höher sich ein

2

Krankenhaus in einer Stufe befindet, desto größer ist das Krankenhaus mit digitalen Informations- und Kommunikationstechnologien ausgestattet. Liegt ein Krankenhaus auf Stufe 0, so arbeitet das Krankenhaus kaum digital. Aus der unten aufgeführten Tabelle 1 ist zu entnehmen, dass im Jahr 2017 knapp 40% der deutschen Krankenhäuser sich auf Stufe 0, also kaum digitalisiert sind und größtenteils immer noch papierbasiert arbeiten. Knapp 20% der deutschen Krankenhäuser hingegen befinden sich dennoch auf Stufe 5, die über eine elektronische Arzneimittelverordnung und einer erweiterten klinischen Entscheidungsunterstützung verfügen. (Klauber et al., 2019, S. 23)

Tabelle 1: EMRAM Stufenmodell mit einzelnen Kriterien und Anteil der deutschen Krankenhäuser (2017) (Klauber et al., 2019, S.23)

Stufe	Kriterien	Anteil der KH in D [%]
Stufe 7	Lückenlose elektronische Patientenakte integriert in alle klinischen Bereiche (z. B. Ambulanz, Intensivstation, Notaufnahme), die alle (medizinischen) Papierakten ersetzt; Einsatz von Standards zum Datenaustausch für die integrierte Versorgung; Data Warehouse als Basis für klinische und betriebliche Analysen.	0,0
Stufe 6	Klinische Dokumentation interagiert mit intelligenter klinischer Entscheidungsunterstützung (basierend auf diskreten Datenelementen) UND Vorhandensein eines IT-gestützten, geschlossenen Medikationsprozesses (*closed loop medication*).	1,2
Stufe 5	Integrierte Bildmanagementlösung (z. B. PACS) ersetzt alle filmbasierten Bilder.	18,0
Stufe 4	Elektronische Verordnung mit klinischer Entscheidungsunterstützung in mindestens einem klinischen Bereich und für Medikation.	5,4
Stufe 3	IT-gestützte klinische Dokumentation sowie Einsatz elektronischer Verordnungen durch Ärzte bzw. Pflegepersonal. Dies beinhaltet auch die Dokumentation der Medikamentengabe (eMAR).	9,0
Stufe 2	Eine elektronische Patientenakte (bzw. ein *Clinical Data Repository*) ermöglicht die Zusammenfassung und Normalisierung von Daten aus verschiedenen klinischen Quellen im gesamten Krankenhaus.	26,9
Stufe 1	Informationssysteme für die großen diagnostischen und versorgenden Abteilungen (Labor, Radiologie, Apotheke) sind installiert.	1,2
Stufe 0	Informationssysteme für die großen diagnostischen und versorgenden Abteilungen (Labor, Radiologie, Apotheke) sind nicht installiert.	38,3
	N	167
	EMRAM-Mittelwert	2,3

Krankenhaus-Report 2019

Dennoch sei die Nutzung und Implementierung von Videosprechstunden, vor allem bedingt durch die Pandemie im Jahr 2020 und die damit resultierenden Kontakteinschränkungen gestiegen. Überwiegend genutzt werden Videosprechstunden von der jüngeren Generation, in der sich gezeigt hat, dass bei Patienten mit Aufmerksamkeitsdefizit-Hyperaktivitätsstörung (ADHS), Epilepsie oder der Begleitung von psychischen, psychosomatischen oder sozialpädiatrischen Diagnosen, erfolgreichere Krankheitsverläufe sich ergeben haben. (Hubmann et al., 2021, S. 715) Die Videosprechstunden finden dabei meist in Kooperation mit Gesundheits-

Apps, wie „Patientus", „Flexperto" oder mit der Praxisapp „Mein Kinder- und Jugendarzt",
statt, welche letzteres von knapp 3000 Praxen und Ärztinnen und Ärzte in Deutschland genutzt
werden. (Hubmann et al., 2021, S. 716) Die Hemmschwelle mit dem behandelnden Arzt über
Videochat zu sprechen, ist für die jüngeren Patienten geringer gewesen.

5 Ergebnisse

5.1 Hürden der Integration telemedizinischer Anwendungen

Doch welche Barrieren stehen der digitalen Transformation im Wege? Wichtig ist hier zu be-
nenne, dass die Kosteneffektivität eine bedeutsame Rolle zugeschrieben wird, denn es gibt
kaum Studien, die die Wirtschaftlichkeit der telemedizinischen Anwendungen unter Beweis
stellen. Ähnlich sieht es auch bei den Nachweisen des medizinischen Nutzens aus.
(Christiansen, 2017, S. 450)

Zudem kann die Methodenbewertung für die Aufnahme in den Katalog des Einheitliche Bewertungsmaßstab (EBM) für telemedizinische Anwendungen ein langjähriger Prozess sein. Es
hapert an einer einheitlich festgelegten Definition des rechtlichen Rahmens.

Eine weitere praktische Hürde ist die Sicherstellung des Datenschutzes und eine stabile, sichere
und ständige Verfügbarkeit der technischen Infrastruktur. (Christiansen, 2017, S. 451) Denn,
die rasant wachsende Digitalisierung wecken besonders bei der älteren Generation Ängste und
Misstrauen auf, da die Mehrheit der älteren Generation nicht mit digitalen Technologien ver-
traut sind.

Ein grundlegendes Problem liegt aber teilweise auch an den fehlenden Kenntnissen und Schulungen des Fachpersonals, die aufgrund von Finanzierungsproblemen, an der Digitalisierung
im eigenen Krankenhaus beispielsweise scheitern. Denn ein geschulter IT-Fachmann könnte
einem Krankenhaus gute Impulse für die digitale Transformation liefern.

5.2 Chancen der Integration telemedizinischer Anwendungen

Dennoch bieten telemedizinische Anwendungen viele Vorteile. Aufzuführen ist, dass der po-
tenzielle Nutzen von telemedizinischen Anwendungen eine große Kosteneinsparung verspricht,
die in Milliarden Höhe gehen kann, so wie es das Vorreiterland Österreich gezeigt hat. (Müller,
2021, S. 35)

Durch den Einsatz von Telemonitoring kann, durch frühzeitige Erkennung der Verschlechte-
rung von Krankheitsverläufen oder Feststellungen von Symptomen, ein stationärer Aufenthalt
vermieden werden, womit auch diese Inanspruchnahme der Patienten gesenkt werden kann.

Zusätzlich können telemedizinische Innovationen zur Verbesserung und Sicherstellung medizinischer Versorgung führen und damit die Effizienz der medizinischen Dienstleistungen steigern. Dies geschieht beispielsweise durch die Etablierung der elektrischen Patientenakte, die dazu beitragen soll, bundesweite relevante Patientendaten zu sammeln, um für zukünftige Forschungszwecke oder zur Behandlung von Patient:innen, Informationen bereitgestellt werden können. (Christiansen, 2017, S. 449)

Eine weitere ausschlaggebende Perspektive ist die Lösung für den allgegenwärtigen Ärztemangel besonders in den ländlichen Regionen. Hier können beispielsweise durch Videokonsultationen und Telemonitoring dem Ärztemangel in diversen Regionen Deutschlands entgegenkommen. (Christiansen, 2017, S. 450)

Ähnlich sieht es auch das Konzept des Telenotarztes hervor, der für Behandlungen bei Notfalleinsätzen vom Rettungsdienst per Videoechtzeitübertragung eingeschaltet wird, um einerseits das Eintreffen eines konventionellen Notarztes zu überbrücken oder bei kleineren Notfalleinsätzen schnell und effektiv erste Hilfe zu leisten.

6   Diskussion

Wenn man die Hürden und Chancen der telemedizinischen Anwendungen im Gesundheitswesen hinsichtlich der Fragestellung der vorliegenden Arbeit betrachtet, ist zu erkennen, dass einerseits vorteilhafte Impulse aus dem allgemeinen Gesundheitssektors hervorstechen. Andererseits ist anzumerken, dass jedoch eine einheitliche Rahmenbedingung für die Integration, sowie für die Schaffung von Reizen der Nutzung telemedizinischer Anwendungen der deutschen Bevölkerung fehlen bzw. nicht weiter ausgebaut wurden.

Der größte Baustein liegt in der Akzeptanz sowohl seitens des Verbrauchers, aber auch die des Leistungserbringer. Denn durch fehlende Schulungen und Informationseinflüsse ist es schwierig die Digitalisierung des Gesundheitswesens voranzutreiben oder die digitalen Angebote zu Nutzen. Zudem würden Evidenzbasierte und wissenschaftliche Studien zur medizinischen Nutzung gewinnbringende Innovationen und Weiterentwickelte telemedizinische Anwendungen schaffen.

In diesem Zuge ist ebenfalls zu benennen, dass eine grundlegende Definition der vernetzten Kommunikation für den bundesweiten Datenaustausch fehlt, sowie die Gewährleistung der Datensicherheit.

Dennoch kann der Einsatz von telemedizinischen Anwendungen die Versorgungs- und Behandlungsqualität der Patient:innen gesteigert werden und mögliche zukünftige Herausforderungen, wie der oben angesprochene Ärztemangel, entgegenwirken. Gleichermaßen kann nicht nur eine hohe Summe an Geld eingespart werden, auch das Fachpersonal kann durch die zeitweise Ersetzung von Telemonitoring-Programme entlastet werden.

Darüber hinaus kann durch den bundesweiten digitalen Austausch der Patientenstammdaten, Krankheiten, Diagnosen, Therapieansätze oder Behandlungsansätze frühzeitig erkannt oder genutzt werden, um die Patientensicherheit und Versorgungsqualität zu steigern.

7 Fazit

Zusammenfassend lässt sich sagen, dass das deutsche Gesundheitswesen betreffend die Integration von Telemedizinischen Anwendungen zwar grundlegende Muster und Impulse bietet, die aber allgemein betrachtet nicht hinreichend genutzt bzw. in den verschiedenen Gesundheitssektoren nicht genügend integriert werden.

Dies könnte sich wahrscheinlich durch wissenschaftliche Studien über die Kosteneffektivität, als auch für den medizinischen Nutzens, ändern. Zusätzlich dürfen die vielversprechenden Effekte, wie die Erhöhung der Versorgungs- und Behandlungsqualität, die Entlastung des Fachpersonals, Steigerung der Patientensicherheit und eine hohe Kosteneinsparung durch den Einsatz von telemedizinischen Anwendungen, nicht außer Acht gelassen werden.

Denn die Telemedizin ermöglicht Monitoring, Diagnostik und Therapie über eine räumliche und zeitliche Distanz hinweg und kann die moderne Kommunikationslösung für das zukünftige Gesundheitswesen sein.

Wenn die oben genannten Faktoren aufgearbeitet werden, kann das deutsche Gesundheitswesen und das deutsche Gesundheitssystem gemeinsam mit den zukünftigen Herausforderungen der Globalisierung und der zunehmenden Digitalisierung mithalten und diese erfolgreich meistern.

8 Literaturverzeichnis

Amelung, V. E., & Ex, P. (2019). Inkrementell oder mit der Brechstange: Wie wird das Gesundheitswesen endlich digital? *Gesundheits- und Sozialpolitik*, *73*(1), 15–19, doi: https://doi.org/10.5771/1611-5821-2019-1-15

Borkowetz, A., Leitsmann, M., Baunacke, M., Borgmann, H., Boehm, K., Groeben, C., Roigas, J., Schneider, A. W., Speck, T., Schroeder-Printzen, I., Zillich, S., Volkmer, B., Witzsch, U., Huber, J., Arbeitskreis Versorgungsforschung, Qualität und Ökonomie der Deutschen Gesellschaft für Urologie e. V., & Arbeitskreis Informationstechnologie und Dokumentation der Deutschen Gesellschaft für Urologie e. V. (2022). Akzeptanz und Stand der Digitalisierung in Klinik und Praxis: Aktuelles Stimmungsbild in der deutschen Urologie. *Die Urologie*, doi: https://doi.org/10.1007/s00120-022-01889-2

Brönneke, J. B., & Debatin, J. F. (2022). Digitalisierung im Gesundheitswesen und ihre Effekte auf die Qualität der Gesundheitsversorgung. *Bundesgesundheitsblatt - Gesundheitsforschung - Gesundheitsschutz*, *65*(3), 342–347, doi: https://doi.org/10.1007/s00103-022-03493-3

Christiansen, S. (2017). Telemedizin – Angebote, Chancen und Kosteneffektivität. *Zeitschrift für die gesamte Versicherungswissenschaft*, *106*(5), 447–451, doi: https://doi.org/10.1007/s12297-017-0385-y

Deiters, W., Burmann, A., & Meister, S. (2018). Digitalisierungsstrategien für das Krankenhaus der Zukunft. *Der Urologe*, *57*(9), 1031–1039, doi: https://doi.org/10.1007/s00120-018-0731-2

E-Health-Gesetz (2022) Bundesministerium für Gesundheit. https://www.bundesgesundheitsministerium.de/service/begriffe-von-a-z/e/e-health-gesetz.html [06.10.2022].

Hubmann, M., Pätzmann-Sietas, B., & Morbach, H. (2021). Telemedizin und digitale Akte – Wo stehen wir?: Chancen und Herausforderungen bei der Umsetzung in Klinik- und Praxisalltag. *Monatsschrift Kinderheilkunde*, *169*(8), 711–716, doi: https://doi.org/10.1007/s00112-021-01241-6

Klauber, J., Geraedts, M., Friedrich, J., & Wasem, J. (Hrsg.). (2019). *Krankenhaus-Report 2019: Das digitale Krankenhaus*. Springer Berlin Heidelberg, doi: https://doi.org/10.1007/978-3-662-58225-1

Kranken-haus-zukunfts-gesetz (2022) *Investitionsprogramm für Krankenhäuser*. (2022). Kranken-haus-zukunfts-gesetz (KHZG), https://khzg.de [06.10.2022].

Landrock, H., & Gadatsch, A. (2018). *Big Data im Gesundheitswesen kompakt: Konzepte, Lösungen, Visionen*. Springer Fachmedien Wiesbaden, doi: https://doi.org/10.1007/978-3-658-21096-0

Matusiewicz, D., Pittelkau, C., Elmer, A., & Addam, M. (Hrsg.). (2017). *Die digitale Transformation im Gesundheitswesen: Transformation, Innovation, Disruption*. Medizinisch Wissenschaftliche Verlagsgesellschaft.

Müller, A. (2021). Chancen und Herausforderungen der Digitalisierung im Gesundheitssystem. *Schmerz Nachrichten*, *21*(4), 34–35, doi: https://doi.org/10.1007/s44180-021-0022-y

Pfannstiel, M. A., Da-Cruz, P., & Mehlich, H. (Hrsg.). (2019). *Digitale Transformation von Dienstleistungen im Gesundheitswesen VI: Impulse für die Forschung*. Springer Fachmedien Wiesbaden, doi: https://doi.org/10.1007/978-3-658-25461-2

Rostek, H. (2022). Digitalisierung im Gesundheitswesen – wo stehen wir – wo geht es hin? *Die Urologie*, *61*(8), 850–854, doi: https://doi.org/10.1007/s00120-022-01881-w

Abgeleitete Diskussionsfragen:

1.) Wieso scheitert Deutschlands Gesundheitswesen bei den digitalen Ausstattungen für Krankenhäuser, obwohl Impulse wie das E-Health-Gesetz oder Maßnahmen des Krankenhauszukunftsgesetz gegeben sind?

2.) Welche alternativen Digitalisierungsstrategien werden in Zukunft für die Modernisierungsmaßnahmen für Krankenhäuser angestrebt?

3.) Wie können Anreize geschafft werden, um telemedizinische Anwendungen mehr zu nutzen bzw. mehr in den Alltag der Patient:innen zu integrieren?

4.) Warum fällt es dem deutschen Gesundheitswesen so schwer, sich zu digitalisieren und wie können andere Institute, die den Prozess der Digitalisierung beeinflussen, daran behilflich sein, dies zu beschleunigen?

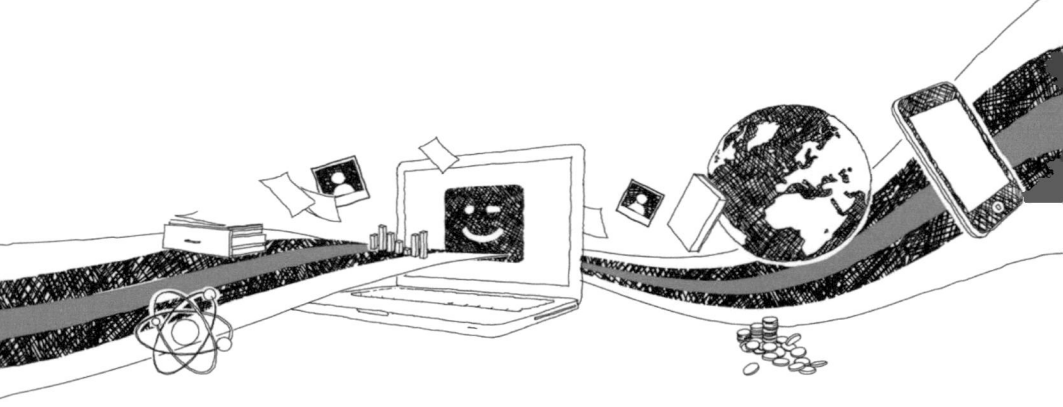
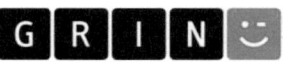